AF459607

ÉTUDE CRITIQUE SUR LE TRAITEMENT

DE LA

PUSTULE MALIGNE ET DE L'ŒDÈME MALIN

VALEUR DES GRANDES INCISIONS

PAR

Le Dr Jules FOCHIER

ANCIEN INTERNE DES HÔPITAUX DE LYON

LYON

TYPOGRAPHIE ET LITHOGRAPHIE J. GALLET

2, Rue de la Poulaillerie, 2

1888

ÉTUDE CRITIQUE SUR LE TRAITEMENT

DE LA

PUSTULE MALIGNE ET DE L'ŒDÈME MALIN

VALEUR DES GRANDES INCISIONS

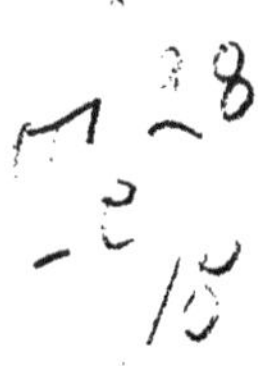

ÉTUDE CRITIQUE SUR LE TRAITEMENT

DE LA

PUSTULE MALIGNE ET DE L'ŒDÈME MALIN

VALEUR DES GRANDES INCISIONS

PAR

Le Dr Jules FOCHIER

ANCIEN INTERNE DES HÔPITAUX DE LYON

LYON

TYPOGRAPHIE ET LITHOGRAPHIE J. GALLET

2, Rue de la Poulaillerie, 2

1888

ÉTUDE CRITIQUE SUR LE TRAITEMENT

DE LA

PUSTULE MALIGNE ET DE L'ŒDÈME MALIN

VALEUR DES GRANDES INCISIONS

> « Il faut agir vigoureuse-
> « ment et faire plutôt trop
> « que pas assez, quand il
> « s'agit d'une maladie aussi
> « grave que la vraie pustule
> « charbonneuse. »
>
> (GOSSELIN, *Académie de médecine 1881*).

INTRODUCTION

Il faut appliquer aux lésions locales graves des affections charbonneuses, le traitement conseillé pour le phlegmon diffus : en présence de l'œdème malin, des tumeurs charbonneuses, le praticien doit se rappeler qu'il a entre les mains des moyens d'action énergiques et souvent efficaces, les grandes incisions, les vastes débridements. Telle est l'idée fondamentale que nous voulons soutenir dans cette thèse.

La pratique que nous défendons n'est pas absolument nouvelle. De tout temps on a fait de grandes incisions dans les foyers charbonneux ; mais on les a presque exclusivement pratiquées dans les périodes avancées de la maladie, dans les périodes phlegmoneuse et gangréneuse. Nous les recommandons même dans la phase initiale, dans la phase œdémateuse de l'affection.

De plus, on a presque toujours associé les grandes incisions à la cautérisation, se proposant plutôt pour but les cautérisations étendues que les grands débridements. Nous croyons qu'il faut être moins préoccupé de cautériser, et nous conseillons les grandes incisions, surtout dans le but de débrider et d'évacuer. Si, à une certaine période de la chirurgie, les cautérisations étendues ont été pratiquées, il semble que les moyens nouveaux de traitement aient fait tomber l'ancienne pratique en oubli. Nous en avons la preuve dans les conclusions thérapeutiques adoptées par les auteurs des traités récents de pathologie externe, ou par ceux qui ont consacré à ce sujet leurs thèses inaugurales.

Aujourd'hui on fait une large part dans le traitement des affections charbonneuses aux injections antiseptiques interstitielles. Nous ne méconnaissons pas leur valeur, mais nous pensons qu'elles ne doivent pas faire perdre de vue la puissante action de ressources plus chirurgicales.

Une observation inédite, rapportée dans notre thèse et recueillie dans le service de M. le docteur Maurice Pollosson, est la base de ce travail. On y voit, évident et indéniable, le bienfait des grandes incisions appliquées à l'œdème charbonneux, malin et envahissant.

Nous ne limiterons pas notre sujet à la défense des grandes incisions employées dans certains cas déterminés. Nous nous proposons de résumer ici les derniers travaux publiés sur le traitement des affections charbonneuses, travaux qui roulent surtout sur l'emploi des injections interstitielles de substances parasiticides. Nous disposerons les éléments de notre travail de la façon suivante :

Dans le chapitre I, nous ferons l'exposé des divers procédés de traitement local appliqués aux affections charbonneuses chez l'homme.

Dans le chapitre II, nous exposerons le traitement par les injections antiseptiques interstitielles.

Dans le chapitre III, nous parlerons du traitement par les incisions et excisions

Le chapitre IV sera consacré à l'appréciation des divers procédés de traitement et de leurs indications.

Avant d'aller plus loin, qu'il nous soit permis d'exprimer ici la bien vive reconnaissance que nous conservons à l'égard de notre maître et excellent ami, le docteur Maurice Pollosson, qui nous a guidé pas à pas dans les recherches nécessaires à la rédaction de ce travail, nous prodiguant sans compter, son temps, sa peine, et ses précieux conseils. Que M. le professeur Gailleton veuille bien recevoir également l'expression de notre sincère gratitude pour l'extrême bienveillance avec laquelle il a consenti à nous sacrifier un peu de son temps, précieux à plus d'un titre, en daignant accepter la présidence de notre thèse.

CHAPITRE PREMIER

Exposé des divers procédés de traitement local appliqués aux affections charbonneuses chez l'homme.

Les affections charbonneuses se montrent chez l'homme sous trois formes cliniques différentes : la pustule maligne, l'œdème malin et le charbon malin. Les deux premières variétés ont été si souvent décrites, et avec une telle perfection, qu'il serait au moins superflu d'en reproduire ici le tableau clinique, et de rappeler une fois de plus les magnifiques travaux qui ont abouti à la découverte de la bactéridie charbonneuse et les recherches qui ont élucidé ce qui est relatif à son évolution.

Au point de vue clinique, nous appelons seulement l'attention sur les considérations suivantes. La pustule maligne, lésion tégumentaire, s'accompagne habituellement d'un œdème périphérique. Cet œdème se montre sous deux aspects cliniques : tantôt, plus ou moins étendu, parfois fort étendu, il ne subit pas l'évolution gangréneuse et se termine par résolution, alors que la pustule parcourt ses phases successives; tantôt, au contraire, cet œdème a une marche rapidement envahissante, prend en quelques heures de grandes proportions, et — quand la mort ne survient pas de bonne heure par suite de l'intoxication générale — constitue une infiltration de liquides putrides à laquelle succèdent des plaques gangréneuses, avec élimination de parties escharifiées comme dans le phlegmon diffus. Eh bien! si nous nous en rapportons aux observations que nous avons parcourues, il n'est pas facile de reconnaître l'une de l'autre au lit du malade ces deux variétés d'œdème; nous aurons à revenir sur ce point à propos des indications du traitement.

L'œdème malin proprement dit, qui se montre d'emblée sans pustule, ne nous paraît présenter aucune différence essentielle avec la forme maligne de l'œdème péripustulaire, et nous ne croyons pas que l'existence ou l'absence de pustule modifient le pronostic et le traitement. La cause de l'œdème malin des auteurs et de la pustule, est du reste la même, à savoir la bactéridie charbonneuse. Nous émettrions volontiers l'hypothèse suivante : l'affection charbonneuse se montre d'emblée sous la forme d'œdème, lorsque l'inoculation s'est faite primitivement dans le tissu cellulaire et non dans la peau. L'œdème malin a presque toujours été observé aux paupières, où la membrane tégumentaire offre une extrême minceur, condition favorable à la pénétration immédiate du virus dans le tissu cellulaire lâche. Là où la peau est plus épaisse, au contraire, la lésion primitive est furonculeuse, anthracoïde, et le siège initial dans le tissu serré du derme explique jusqu'à un certain point la limitation, quelquefois définitive, en tout cas provisoire, de l'affection locale. Nous comparerons, pour expliquer notre idée, l'œdème malin au phlegmon diffus, la pustule maligne au furoncle qui peut s'entourer d'une zone d'induration et d'infiltration analogue à la forme bénigne de l'œdème péripustulaire, ou, dans quelques cas, se compliquer d'un véritable phlegmon diffus. Nous voulons en arriver à cette conclusion, qu'il n'y a pas lieu de se comporter autrement vis-à-vis de l'œdème malin proprement dit sans pustule, que vis-à-vis de l'œdème malin péripustulaire.

La troisième variété de charbon chez l'homme a été décrite sous les noms de charbon malin ou de fièvre charbonneuse : elle est moins bien connue que les deux autres formes. Quel que soit le point d'introduction du virus, muqueuse digestive ou respiratoire, ce sont les symptômes généraux qui ouvrent la scène. Si la survie le permet, il se développe ultérieurement des lésions locales consistant en tuméfactions à tendance gangréneuse, avec production de liquides putrides et de gaz. Nous ne nous occuperons pas dans notre travail de cette variété de l'affection charbonneuse, n'ayant pas trouvé d'observation récente qui permette d'indiquer une nouvelle voie thérapeutique, et nous nous bornerons à rappeler les préceptes donnés par les auteurs du *Compendium* (1), préceptes conformes à l'idée générale que nous soutenons dans notre travail. « Nous pensons, disent-ils, qu'il convient d'agir ici comme dans la dernière période de la pustule maligne : aussi rejetons-nous le cautère potentiel, moyen trop lent et trop incertain dans son

(1) *Compendium de chirurgie*, t. I, p. 283.

action. Nous donnons la préférence au fer rouge, non pas appliqué à la manière des anciens qui ne pratiquaient aucune scarification préalable, mais manié hardiment et comme nous l'avons indiqué précédemment. » Peut être pourrait-on se servir du thermo-cautère pour pratiquer plutôt de grandes incisions que d'énergiques cautérisations ?

Revenons maintenant à la pustule maligne et à l'œdème malin pour exposer les divers procédés de traitement local qui leur ont été successivement appliqués.

De tout temps on a envisagé la pustule maligne comme une lésion d'abord locale et limitée, susceptible de s'étendre ensuite aux parties voisines et de donner une infection générale avec plus ou moins de rapidité. On en a conclu qu'il fallait de bonne heure détruire le foyer initial de cette maladie septique et infectieuse. On a réalisé cette indication par divers procédés, très nombreux si on envisage la quantité des agents employés et les variations apportées dans leur application, mais qui, en fait, peuvent être rapportés à trois méthodes.

Tantôt on s'est proposé de détruire la pustule maligne par les cautérisations, soit actuelles, soit potentielles.

Tantôt, on a extirpé la pustule maligne comme une tumeur.

Tantôt enfin, on a cherché à détruire l'agent septique par des substances parasiticides, injectées dans les tissus de façon à détruire les bactéridies et à s'opposer à leur pullulation dans les parties voisines.

Les deux premières méthodes sont des méthodes anciennes ; la troisième, au contraire, est de date récente, et a pour base la découverte de la bactéridie charbonneuse, et les expériences faites sur les agents propres à la détruire.

La méthode la plus ancienne, généralement conseillée et usitée jusqu'à ces dernières années, est celle de la cautérisation. « La meilleure méthode, dit Celse (1), est de cau- « tériser le charbon sur-le-champ. » D'après le même auteur, on essaie d'abord les corrosifs et les caustiques potentiels, plus ou moins énergiques selon la grandeur du mal; s'ils sont insuffisants, l'on ne doit pas différer de recourir au feu.

Depuis Celse, les caustiques potentiels et le feu se sont partagé le traitement de la plupart des pustules malignes. Telle est la pratique conseillée dans le travail toujours cité de Enaux et Chaussier (2). Voici comment on doit, d'après eux, diriger le traitement. La pustule étant prise au début, on déchire la vésicule et on applique sur elle un petit tampon de charpie imbibé d'un caustique liquide tel que le beurre d'antimoine ou l'esprit de sel concentré. Si la marche de l'affection n'est pas enrayée, on fait une seconde application du caustique, mais pour la rendre efficace, il faut alors la faire précéder de *scarifications* portant sur les chairs mourantes, mais évitant les chairs vives, et d'*excision* des parties gangrenées. Les scarifications, dont on parle souvent dans le traitement de la maladie, ont surtout pour but de permettre l'action des caustiques. Notons cependant que quelques auteurs scarifiaient pour pouvoir donner issue par des pressions aux sucs de la pustule, et se contentaient d'appliquer ensuite des agents plus ou moins inertes.

(1) Celse. Livre V, chap. XXVIII, t. I, p. 309 ; trad. de Rinnin.

(2) *Précis sur la nature, la cause, les différences et le traitement de la pustule maligne*, par Enaux et Chaussier. Dijon, 1785.

Enaux et Chaussier proscrivent les extirpations complètes usitées de leur temps, et s'élèvent contre les pratiques cruelles des *Chirurgiens Extirpateurs*. S'ils s'étendent surtout sur l'emploi des caustiques potentiels, ils reconnaissent cependant que le feu peut leur être substitué avec avantage. « Feu M. Tané, disent-ils, praticien sage de cette « ville et instruit par une longue expérience, n'employait « d'autre traitement pour la pustule maligne que l'appli« cation d'un fer rougi. Le feu convient surtout dans les « cas où les accidents sont graves et urgents, et où la « gangrène fait des progrès rapides. Il doit pénétrer « toute l'épaisseur des chairs mortes et se faire sentir « dans les chairs saines. » Déjà Celse avait dit : « *Nihil melius* « *est quam protinus adurere.* »

Pouteau considérait aussi le fer rouge comme le moyen le plus sûr et donnant le plus prompt succès. Malgré ces affirmations, l'usage du cautère potentiel a été longtemps le plus répandu, au moins dans les formes les moins graves de la pustule, sans doute parce qu'il est moins douloureux et qu'il effraie moins le malade.

Les idées de Celse, les idées de l'école de Dijon, ont été partout reproduites et mises en pratique. Les auteurs du *Compendium* les ont acceptées et développées dans leur excellent article sur les maladies charbonneuses (1). Tous les auteurs de Traités de pathologie externe s'y sont ralliés jusqu'au jour où les injections interstitielles ont fait leur apparition.

(1) *Compendium de chirurgie pratique*, t. I, p. 272 et suivantes.

Nous n'insisterons pas sur les détails de l'application des cautères potentiels. Ils peuvent être divisés en liquides et solides. Les caustiques liquides les plus employés ont été les acides sulfurique, nitrique et chlorhydrique concentrés, le nitrate acide de mercure, mais surtout le chlorure d'antimoine liquide. Parmi les caustiques solides, on a surtout mis en usage : le nitrate d'argent, le moins actif et le moins sûr d'après Raimbert (1), la potasse caustique, à laquelle Bourgeois (d'Etampes) donne la préférence, les caustiques de Vienne et de Filhos, enfin le deutochlorure de mercure, que l'on emploie de préférence grossièrement pulvérisé, et qui, au dire de Raimbert, est un des meilleurs caustiques à utiliser contre la pustule maligne.

L'*extirpation* de la tumeur charbonneuse a commencé à être pratiquée au XVIIe siècle. Employée exclusivement par Fournier et Chambon, et par Moret (de Dijon) qui finit par y renoncer, elle tomba en désuétude à la suite de la proscription qui en fut faite par Enaux et Chaussier. Très douloureuse, exposant aux hémorrhagies, elle est, d'après ces auteurs, non seulement inefficace, mais dangereuse. Après son emploi, on voit la gangrène s'étendre, et plus on renouvelle ces extirpations, plus le mal fait de progrès, en même temps que les accidents généraux s'aggravent. Rappelons que l'opération était faite au bistouri, et sans anesthésie. Aujourd'hui qu'on peut supprimer la douleur, que grâce au thermo-cautère on pratique ces excisions sans hémorrhagie et sans ouvrir à l'infection les portes que lui offrirait une plaie cruentée, la pratique de

(1) Raimbert, *Traité des maladies charbonneuses*, 1859.

l'extirpation tend à reparaître. Elle a été conseillée notamment par Verneuil (1), qui l'associe aux injections interstitielles dans l'œdème périphérique. L'ablation de la pustule maligne, faite comme s'il s'agissait d'une tumeur, reprend donc logiquement sa place dans le traitement de la maladie charbonneuse.

Le traitement oscillait donc entre les caustiques potentiels et le fer rouge, lorsque, en 1874, Cézard (de Varennes), inspiré par des expériences de Davaine relatives à l'action des substances antiseptiques sur le virus charbonneux, appliqua pour la première fois les *injections interstitielles* de teinture d'iode au traitement des maladies charbonneuses. Cette méthode des injections interstitielles antiseptiques sera étudiée plus loin avec détail. Nous nous contentons de la signaler ici et de dire qu'elle a pris le pas dans ces dernières années sur toutes les autres méthodes de traitement.

Passons maintenant au traitement des œdèmes charbonneux.

Souvent, avons-nous dit, on les a négligés pour ne s'occuper que de la pustule qui en était le point de départ. Quelquefois on les a traités, comme la pustule elle-même, par des scarifications suivies d'applications caustiques, ou bien par des cautérisations étendues au fer rouge. Mais ce n'est guère que dans des périodes avancées de la maladie qu'on a eu recours à cette dernière et énergique intervention.

(1). Verneuil, *Du traitement de la pustule maligne* (Bulletins de l'Acad. de méd., 1881, p. 182 et suivantes).

Dans ces dernières années, on a fait dans ces œdèmes des injections interstitielles antiseptiques. Telle est la pratique conseillée par Verneuil, et depuis, par les auteurs des traités récents de pathologie chirurgicale.

Nous soutenons, dans cette thèse, l'opinion qu'il faut traiter ces œdèmes, lorsqu'ils sont graves et envahissants, par de grandes et nombreuses incisions exécutées avec le thermo-cautère. Au troisième congrès français de chirurgie, M. Maurice Pollosson a appelé l'attention sur l'utilité des grandes incisions, employées quelquefois dans le passé sous le vocable de cautérisations, employées quelquefois aussi en tant qu'incisions limitatrices de l'œdème, avec une timidité qui les rendait inefficaces; ces incisions, d'après lui, doivent être faites suivant les mêmes principes et avec la même hardiesse qui sont de règle dans le traitement classique du phlegmon diffus

CHAPITRE II

Du traitement de la pustule et de l'œdème malins par les injections interstitielles antivirulentes

Boinet paraît être le premier auteur qui ait conseillé l'emploi des injections interstitielles d'iode dans le traitement des affections charbonneuses, ou plutôt dans le traitement des affections virulentes en général Voici comment il s'exprime dans son traité de l'Iodothérapie (1) :

« Nous avons eu l'idée d'employer la teinture d'iode « pour prévenir l'absorption des différents virus (chan- « creux, claveleux, morveux, rabique, charbonneux, etc. « nous basant sur ce fait que l'iode avait la propriété de « modifier avantageusement les sécrétions putrides et viru- « lentes, et sur cette autre que l'absorption est en raiso « inverse du degré de cautérisation. » Boinet ne cite d'ailleurs aucune observation à l'appui de ses assertions.

C'est Davaine qui a le premier établi sur des expériences certaines et précises l'utilité des injections antivirulentes, et

(1) Boinet. *Iodothérapie*, Paris, 1855, p. 626.

émis l'idée qu'elles donneraient d'heureux résultats dans les affections charbonneuses chez l'homme. Il a reconnu que l'iode était dans l'espèce l'agent le plus puissant (1).

La première tentative chez l'homme a été faite par un médecin vétérinaire, Stan. Cézard, qui traita, en novembre 1873, un homme atteint d'œdème malin de la paupière supérieure : la guérison fut obtenue Il présenta quelque temps après à l'Académie des sciences un mémoire intitulé : *De la méthode antivirulente comme le meilleur traitement préservatif et curatif des affections charbonneuses de l'homme et des animaux.*

Depuis cette époque, les injections interstitielles ont été pratiquées par Raimbert (1874), Chipault (d'Orléans), Théophile Anger, et Richet En 1880, Davaine présenta à l'Académie de médecine (2) un mémoire de Chipault intitulé : *Du traitement des maladies charbonneuses chez l'homme par les injections sous cutanées d'iode en solution,* basé sur quatre cas, trois de pustule maligne, un d'œdème malin, traités avec succès par des injections à 1/500ᵉ pour les pustules, et à 1/250ᵉ pour l'œdème.

En 1881, M. Verneuil (3) fit une communication dans laquelle il préconise une méthode mixte consistant en l'extirpation de la pustule au thermo-cautère, une couronne de pointes de feu à la périphérie, et des injections iodées hypodermiques dans la région œdémateuse.

(1) Davaine. *Recherches relatives à l'action des substances antiseptiques sur le virus charbonneux* (Note de Davaine présentée par Bouley. Comptes rendus de l'Académie des sciences, 1873, t. 77, p. 821.

(2) *Bulletin de l'Ac. de médecine*, t. IX, 2ᵉ série, p. 1050, séance du 19 octobre 1880.

(3) Verneuil, *Bullet. de l'Ac. de médecine*, 2ᵉ série, t. X, 1881, p. 182 ; du traitement de la pustule maligne.

En 1883, M. Richet (1) lut à l'Académie des Sciences une note sur l'évolution de la pustule maligne chez l'homme et son traitement par les injections iodées, dans laquelle il établit que ce traitement est le moins douloureux, le moins destructeur, le plus certain.

Trois thèses inaugurales de la Faculté de médecine de Paris sont consacrées au sujet qui nous occupe, l'une de Coulom, sortie du service de Th. Anger (2); la seconde de Demesse, faite sous l'inspiration de M Richet (3); la troisième de Knoll, interne de l'Hôtel-Dieu de Laon (4).

Les traités récents de pathologie externe, Poulet et Bousquet (5), et Reclus (6) paraissent se rattacher au traitement conseillé par M. le professeur Verneuil dans sa communication ci-dessus mentionnée à l'Académie de médecine.

On a presque exclusivement employé les injections interstitielles d'acide phénique et d'iode. Le nombre d'observations relatives à l'emploi de l'acide phénique est peu nombreux, et il serait difficile de dire quelle est la valeur thérapeutique de cet agent. Les injections de teinture d'iode ont été en général préférées, sans doute à cause des données

(1) *Comptes-rendus des séances de l'Ac. de Sciences* 1883, p. 1117, note de M. A. Richet.

(2) *Traitement de la pustule maligne par les injections iodées* : Coulom, thèse de Paris, 1882.

(3) *Du traitement de la pustule maligne par les injections iodées* ; Demesse thèse de Paris, 1883.

(4) *Des affections charbonneuses chez l'homme et de leur traitement* : Knoll, thèse de Paris, 1883.

(5) Poulet et Bousquet. *Tr. de Pathol. externe*, t, I. p. 284.

(6) Reclus, *Manuel de Pathol. externe*, t. I. p. 144.

expérimentales fournies par Davaine sur la valeur anticharbonneuse de cette substance.

Dans un cas de pustule maligne du cou, avec accidents généraux graves, Leroy des Barres obtint la guérison par des injections hypodermiques de phénol faites à distance de la pustule, aux cuisses. Raimbert, dans un cas de pustule maligne de la paupière, associa l'emploi de l'acide phénique et de l'iode en injections. Bouguet a eu recours aux injections phéniquées dans un cas d'œdème malin des paupières s'étendant jusqu'à la poitrine, mais sans succès. La dose de la solution phéniquée employée était dans ces divers cas de 1/50e. On a fait jusqu'à 40 injections par jour avec la seringue pleine. On a pratiqué ces injections soit autour de la pustule, soit dans l'œdème malin, soit enfin à distance de la lésion locale, dans le but de combattre les accidents généraux. Dans le même esprit, on a administré en même temps l'acide phénique à l'intérieur.

Répétons que vu le petit nombre de cas publiés où il ait été fait usage de l'acide phénique, il est impossible de juger la valeur thérapeutique de cet agent. Tout l'intérêt de la question des injections antivirulentes se concentre dans l'emploi de l'iode que nous allons maintenant étudier.

L'iode a été employé, soit en injections seulement, soit en y associant l'emploi de l'iode en potion. Nous nous occuperons seulement des injections. Au début on fit usage de solutions très faibles ; ainsi Stan. Cézard se servit d'une solution d'iode au 1/4000e dont il fit d'abord sept injections de huit gouttes chacune par jour dans le gonflement péripustulaire. Il porta ensuite le titre de la solution à 1/500e. Raimbert fit usage de la solution à 1/500e également Chipault fit successivement des injections au 1/4000e, au 1/1000e, au 1/100e. Verneuil conseille la solution au 1/200e. Coulom recommande la pratique de Théophile Anger qui se sert de teinture d'iode pure. On se contente alors de deux à six gouttes à chaque piqûre. Richet (thèse de Demesse) conseille la solution à 1/3 ; il conseille d'administrer par jour 4 à 8 grammes de teinture d'iode pure additionnée de deux volumes de solution d'iodure de potassium. En somme, des solutions très diverses ont été employées, depuis 1/4000e jusqu'à la teinture d'iode pure On a poussé à pleine seringue des solutions jusqu'au 1/50e. La teinture d'iode pure au contraire n'a été employée que par gouttes; on a conseillé d'atteindre la dose de 8 grammes par jour. Les injections ont été faites le plus souvent de façon à circonscrire la pustule dans un cercle de teinture iodée. Théophile Anger qui emploie la teinture d'iode pure, fait à deux centimètres autour de l'induration un nombre variable de piqûres, de elle sorte que l'inflammation déterminée par chaque injection rejoigne celle causée par la suivante. Dans les cas où il y a de l'œdème autour de la pustule, on a eu recours à des solutions généralement plus étendues, au 1/200e, au 1/50e. Verneuil conseille de pratiquer dans tous les points envahis par l'œdème, et de cinq à cinq centimètres, une série de piqûres disposées en quinconce, pénétrant jusqu'aux limites profondes de l'œdème, et déposant dans l'interstice des tissus dix gouttes de la solution au 1/200e par chaque piqûre.

Dans les cas où il y a et pustule et œdème, quelques auteurs se contentant du traitement iodé, ont fait concomitamment et des injections péripustulaires, et des injections dans l'œdème. Toutefois, M. Verneuil a conseillé une méthode mixte. Pour lui, il y a lieu de distinguer dans le foyer charbonneux, la pustule maligne, une zone d'induration, et une zone œdémateuse périphérique. Il conseille pour la pustule elle-même, la destruction radicale avec le thermo-cautère manié comme le bistouri; pour la zone d'induration, une révulsion énergique et profonde avec les pointes de feu; pour la zone œdématiée, les injections hypodermiques d'iode dilué au 1/200e. Contre l'intoxication générale, il préconise l'usage interne de la teinture d'iode.

Il est à remarquer que ces injections ne provoquent pas de phénomènes phlegmoneux, ni de suppuration. Quand la solution est forte, elle détermine seulement autour d'elle une zone d'induration qui, pour quelques auteurs, serait à rechercher comme une barrière contre l'envahissement microbien.

Elles déterminent une douleur plus ou moins marquée suivant la dose et suivant les sujets, laquelle est généralement de peu de durée.

Nous avons trouvédans les thèses récentes 17 cas de pustules ou d'œdèmes malins traités par les injections interstitielles d'iode. Il y a eu 14 guérisons et 3 morts.

Knoll, qui cite deux cas de mort, les attribue à ce que les injections ont été faites avec trop de timidité dans le premier cas, trop tard dans le second, où il s'agissait du reste, d'un œdème malin. M. Richet, qui a rapporté le troisième cas de mort, l'attribue à ce que, avant tout traitement par les injections iodées, il y avait infection générale On avait recueilli simultanément du liquide séreux autour de la pustule, puis du sang au doigt indicateur. Les animaux inoculés avec ces liquides par Talamon succombèrent à l'infection charbonneuse.

Dans les observations où il y a eu guérison, on note les phénomènes suivants. L'état général s'améliore. S'il y a de la fièvre, elle diminue et disparaît bientôt. Si on est intervenu avant l'apparition de symptômes généraux, ces derniers ne se produisent pas.

Localement, la pustule s'arrête dans son développement : les vésicules s'affaissent, la gangrène se limite, et la lésion locale guérit rapidement.

S'il y avait de l'œdème, il s'arrête dans sa marche et disparaît par résolution.

Les auteurs attribuent à des causes multiples les heureux effets de l'injection iodée. En premier lieu, la teinture d'iode détruit la bactéridie autour de la pustule. C'est ce qui ressort des expériences faites à propos d'un des cas de Richet. Avant le traitement, on avait recueilli du liquide autour de la pustule ; il renfermait des bactéridies, et les animaux inoculés périrent. Des inoculations faites avec du liquide recueilli autour de la pustule après les injections iodées restèrent négatives.

On suppose, en deuxième lieu (Demesse), que l'iode absorbé se répand dans le sang et contribue à rendre la bactéridie inoffensive. Cette supposition est en désaccord avec une autre observation de Richet. Le sang recueilli au doigt du malade, loin de la pustule, renfermait des bactéridies : les injections d'iode restèrent sans effet et le sujet succomba

Enfin, on a émis l'hypothèse que la zone d'induration,

créée par l'injection interstitielle, constitue une barrière qui s'oppose à la migration des bactéridies.

Nous avons dit que la teinture d'iode avait été employée dans les observations rapportées, à des doses très diverses. tantôt très faibles, tantôt fortes. Il est difficile de se prononcer sur la valeur relative de ces diverses pratiques, toutes, sauf rares exceptions, et dans des cas tout à fait particuliers, ayant donné la guérison, au dire des auteurs qui les ont employées. Si l'on voulait raisonner d'après les faits, on devrait reconnaître que les injections au 1/4000e donnent de bons résultats comme les injections de teinture d'iode pure. Il y a dans cette remarque quelque chose qui rend sceptique vis-à-vis de l'efficacité des injections anti-virulentes. Cependant, elles ont une base expérimentale tellement sérieuse, et dans leur ensemble les observations publiées fournissent de si heureux résultats, qu'il serait imprudent d'en contester la valeur et d'en rejeter l'application. Nous croyons qu'on fera bien, si on y a recours, d'employer des doses plutôt fortes que faibles, en tenant compte toutefois de l'étendue de la lésion locale, et, par suite, du nombre des injections à pratiquer. A-t-on à combattre une simple pustule, on aura recours à une solution très forte, par exemple, à la solution au 1/3 conseillée par Richet ; nous la croyons préférable à la teinture d'iode pure parce qu'elle est moins douloureuse, parce qu'après tout elle expose moins aux inflammations, parce que, enfin, exécutée à pleine seringue et non pas seulement par gouttes, elle permet plus facilement de répandre autour du foyer ocal une nappe interstitielle antivirulente.

Si, au contraire, on a à combattre un œdème plus ou moins étendu, on fera bien de recourir à des solutions plus diluées, au 1/50e, au 1/100e, au 1/200e. Peut-être serait-il bon de se guider dans le choix du titre de la solution sur le chiffre de 8 grammes par jour de teinture d'iode pure, conseillé par Richet, quantité qu'on ne saurait guère dépasser sans crainte d'intoxication iodée. Dans un des chapitres suivants, nous verrons dans quels cas il faut renoncer à la ressource précieuse des injections iodées dour recourir aux incisions.

CHAPITRE III

Traitement de la pustule et des œdèmes malins par les incisions et excisions.

Au siècle dernier, on a commencé à traiter la pustule maligne par l'excision. Cette opération, faite au bistouri, avant la découverte de l'anesthésie, donna de mauvais résultats et fut bientôt abandonnée. On lui préféra, dès lors, la cautérisation, à laquelle on adjoignait parfois des incisions peu étendues, peu profondes, puisque les auteurs qui les préconisent leur donnent le nom de scarifications et les limitent à l'épaisseur des parties mortifiées. Ces scarifications n'étaient, du reste, qu'un temps préliminaire de la cautérisation potentielle.

Quant aux œdèmes péripustulaires à forme grave, dès la fin du siècle dernier on les attaqua par le fer rouge manié parfois avec une grande énergie. C'était le mode de traitement adopté par Dupuytren et Lisfranc. Les auteurs du *Compendium* conseillent d'y avoir recours ; mais ils n'en parlent qu'à propos de ce qu'ils appellent la quatrième période de la pustule maligne, celle où les tissus qui environnent l'eschare s'infiltrent et se ramollissent. Ils ont surtout en vue dans ce mode d'intervention l'acte même de la cautérisation.

« Nous n'eussions pas osé, sans doute, disent-ils, pro-
« poser un mode de traitement aussi audacieux, et en
« apparence aussi barbare, si la pustule maligne, arrivée à
« sa dernière période, n'était pas une maladie presque tou-
« jours mortelle, et si, d'autre part, la pratique que nous
« conseillons n'avait pas déjà reçu la sanction de l'expérience.
« Mais nous avons vu M. Lisfranc y recourir plusieurs fois
« avec succès ; et l'un de nous, M. Denonvilliers, a eu le
« bonheur de réussir par les mêmes moyens dans un cas
« bien grave.... »

Nous reproduisons cette observation qui est un des exemples les plus remarquables des bons résultats fournis par les grandes incisions.

OBSERVATION DU COMPENDIUM.

Dans le courant de l'été de 1834, on reçut à la Pitié un homme dans la force de l'âge, de taille moyenne, mais d'une bonne constitution, affecté de pustule maligne. Cet individu, berger dans une ferme des environs, avait en outre été employé accidentellement, pendant quinze jours, à déblayer des immondices provenant de la ville de Paris. Sur ces entrefaites, le troupeau qu'il gardait fut attaqué par le charbon. Parmi les personnes qui donnèrent des soins aux animaux malades, trois contractèrent la pustule maligne, le fermier, une fille de basse-cour, et l'individu qui se présenta à nous. Les deux premiers étaient morts, le dernier était malade depuis cinq jours.

Au devant de la partie inférieure du sterno-mastoïdien droit, existait une eschare, large comme la paume de la main, noire, sèche et dure ; tout autour, la peau était pâle, flasque, couverte de phlyctènes, etc. ; on sentait une crépitation manifeste qui prouvait que le tissu cellulaire était infiltré de gaz ; une tuméfaction mollasse s'étendait sur le devant du cou ; toute la partie antérieure du thorax était le siège d'un engorgement considérable et dur que nous ne pouvons pas mieux comparer qu'à un épais plastron dont la poitrine aurait été revêtue ; la peau était là d'un rouge livide, froide, et parsemée de quelques larges vésicules pleines d'un liquide brunâtre. — Cet homme était dans un état de prostration extrême, tout le corps couvert d'une sueur froide ; le pouls petit, précipité, intermittent ; les membres agités de temps en temps de soubresauts et de mouvements spasmodiques ; la voix éteinte et tremblante, interrompue par des hoquets ; en un mot, il ressemblait à un moribond. Cependant il entendait les questions, et nous apprîmes de lui que les symptômes généraux avaient commencé depuis trente-six heures et qu'il avait eu des nausées et des vomissements.

C'était un cas urgent; on envoya à l'instant chercher le chef du service; il était absent. Les internes de la maison se réunirent alors près du malade, et délibérèrent sur le parti qu'il y avait à prendre. On pensa unanimement qu'une révulsion puissante pouvait seule sauver ce malheureux ; il fut donc arrêté que l'eschare serait cernée par une incision circulaire, que trois incisions verticales, d'un décimètre de longueur, seraient pratiquées sur la face antérieure du thorax, que les plaies seraient amplement cautérisées, et qu'ensuite le thermo-cautère serait promené sur la peau du cou et de la poitrine, de manière à y produire une brûlure du second et peut-être du troisième degré. M. Denonvilliers fut chargé de pratiquer l'opération.

Ce qui avait été résolu fut exécuté de point en point. L'incision faite autour de l'eschare, avait un peu moins d'un centimètre de profondeur; celles qui furent pratiquées au-devant du thorax en avaient bien deux ou trois : nous ne pensons pas exagérer en affirmant que quinze à vingt cautères furent portés sur cet homme. On pense bien que cette opération, d'ailleurs assez rapide, fut douloureuse.

Le succès dépassa de beaucoup nos espérances : une heure après le malade nous disait qu'il se sentait revivre ; et en effet, le pouls s'était relevé, la chaleur se répandait par tout le corps, la face était colorée, les sueurs avaient cessé, l'agitation nerveuse aussi, le hoquet avait disparu ; en un mot, nous n'avons pas souvenir d'avoir jamais vu changement aussi prompt et aussi complet. La nuit fut très calme, le malade dormit plusieurs heures. Les jours suivants la réaction fut soutenue par des applications de charpie trempée dans de l'eau de sureau et dans du vin, et par l'administration, à l'intérieur, de l'acétate d'ammoniaque et de la thériaque.

Les ponts de chair, intermédiaires aux incisions thoraciques, tombèrent en gangrène et se détachèrent, de sorte qu'il resta dans cette région une solution de continuité très vaste, avec perte de substance ; l'eschare primitive de la pustule maligne était aussi tombée. Une suppuration abondante s'établit à la surface des deux plaies qui succédèrent à la chute des tissus mortifiés ; l'inflammation s'empara des parties environnantes, et le reste de la maladie n'offrit plus rien de particulier. Au bout de deux mois et demi, la cicatrisation était achevée, et le malade sortit de l'hôpital parfaitement guéri.

Les préceptes donnés par les auteurs du *Compendium*, relatifs aux incisions ou plutôt aux cautérisations, ont été reproduits depuis dans tous les ouvrages classiques, et certainement mis en usage par beaucoup de chirurgiens. Nous croyons savoir qu'ils ont été quelquefois suivis dans les hôpitaux de Lyon.

Dans la discussion qui eut lieu à propos de la communication de Verneuil à l'Académie de médecine, Léon Labbé (1), rapporte une observation intéressante relative à l'emploi de l'excision de la pustule combinée avec les incisions périphériques au cautère actuel.

(1) *Bulletin de l'Acad. de médecine*, 1881, t. x, p. 190.

OBSERVATION DE LÉON LABBÉ

Pendant mon séjour à la Pitié, en qualité de chirurgien de cet hôpital, j'ai eu l'occasion de voir plusieurs cas de pustules malignes. En 1874, au moment où je sortais de mes salles, on m'amena un malade atteint de pustule maligne siégeant à la partie supérieure de la poitrine. Le cas était des plus graves ; toutes les régions voisines dans une grande étendue, au moins vingt centimètres, étaient violacées et profondément œdématiées ; l'état général tel que le malade paraissait dans une situation désespérée. Je fis l'ablation de la pustule au bistouri, et cautérisai la surface de section avec le fer rouge ; puis, à l'aide de cautères cultellaires chauffés à blanc, je fis de longues et profondes incisions, sous forme de rayons s'étendant chacun à quinze ou vingt centimètres. L'état du malade fut modifié dans quelques heures qui suivirent, et le lendemain, le malade paraissait hors de danger. Les plaies résultant des incisions faites à l'aide du fer rouge furent longues à se cicatriser. J'ai toujours pensé, ainsi que ceux qui ont assisté à cette opération, que la guérison était due dans ce cas, à la modification profonde, apportée dans les tissus par la cautérisation.

Rappelons que, dans la même séance, Verneuil conseillait une méthode mixte consistant à exciser la pustule au thermo-cautère, à larder de pointes de feu la zone d'induration, et à appliquer à la zone œdémateuse la méthode des injections interstitielles.

Nous insistons sur ce point, que dans les observations que nous venons de rappeler, on s'est préoccupé surtout de modifier les tissus infectés par une cautérisation énergique et profonde. Nous nous proposons de plaider la cause des grandes incisions exécutées dans le but que l'on poursuit lorsqu'on incise largement un phlegmon diffus, et cela, à une période où l'affection n'est pas encore arrivée à la phase qu'on pourrait qualifier de phlegmoneuse ou gangréneuse. Nous sommes amenés à soutenir cette opinion par l'analyse de l'observation suivante recueillie dans le service de M. le docteur Maurice Pollosson.

Un cas de pustule maligne de la face avec œdème à marche rapide — Guérison.

(Dr Maurice Pollosson)

J.-M.-X., âgé de 43 ans, homme vigoureux d'une santé parfaite.

Il travaille sur les cuirs ; son occupation est de couper en deux les peaux tannées. Le jeudi 3 novembre 1887, dans la soirée, un de ses camarades le fit s'apercevoir d'un bouton qu'il avait sur la joue gauche. Il travailla toute la journée du vendredi sans s'en inquiéter. Dans la nuit du vendredi au samedi, l'enflure, jusque là peu marquée, augmenta rapidement; la respiration devint gênée. X. fut pris d'une vive inquiétude, et à 4 heures du matin, alla consulter un pharmacien qui l'adressa à M. le docteur Reynaud. M. Reynaud diagnostiqua une pustule maligne, et envoya immédiatement X.... à l'hôpital de la Croix-Rousse. M. Pollosson n'avait pu aller à son service ce matin là ; les internes lui téléphonèrent pour le prier de monter. Il arriva auprès du malade à quatre heures de l'après-midi. Durant ces quelques heures de retard, les internes du service avaient pu voir combien était rapide la marche de l'œdème qui, sous leurs yeux, avait au moins doublé de volume et d'étendue.

Voici quelle était la situation du malade à quatre heures. Sur la face externe de la joue gauche, en un point correspondant au masséter, à deux centimètres au-dessus du bord inférieur du maxillaire inférieur, on remarquait un bouton ayant à son centre une excoriation avec suintement séreux et à fond grisâtre ; autour de cette excoriation, il y a de la rougeur de la peau, et l'on observe à la périphérie du bouton quelques vésicules. Au voisinage,toujours du côté gauche, œdème considérable occupant: en haut, les deux paupières, une partie de la région temporale, et le pavillon de l'oreille; plus bas, la face à partir du sillon naso-génien, la région parotidienne, la région sous-maxillaire ; plus bas encore, la région antero-latérale du cou, et même à un degré bien moins marqué, il est vrai, la même région du côté droit. L'œdème dépasse le cou et forme sur la poitrine une collerette de trois travers de doigt de hauteur.

Il est très considérable, et donne au cou du malade l'aspect d'un coup de taureau. Le cou est sillonné de rides transversales. L'œdème est mollasse, indolent, incolore. Le malade ne souffre pas, mais il est dans une vive appréhension et a de la dyspnée que l'on attribue à de l'œdème profond du cou.

Sa température prise immédiatement après l'opération, pendant le réveil, était de 38°,9.

X... est endormi au chloroforme, on ne pousse pas loin l'anesthésie. L'opération consiste en de nombreuses incisions longues et profondes dans toute la région œdématiée, pratiquées à l'aide du thermo-cautère, et en l'excision complète de la pustule faite également au thermo-cautère. La pustule est excisée par une incision en raquette à deux queues ; les autres incisions distribuées sur la face, le cou, la poitrine, sont au nombre de vingt-cinq, et ont de quatre à huit centimètres de longueur. Quelques-unes dépassent l'œdème à la périphérie ; ce sont des incisions *limitatrices*, selon l'expression que Chassaignac employait pour celles du phlegmon diffus. Les incisions donnent issue à une sérosité roussâtre très abondante. Presque toutes ces incisions sont sur le côté gauche de la face et du cou ; deux ou trois seulement sont à droite. Elles ne dépassent pas le tissu cellulaire sous cutané, sauf sur la ligne médiane et dans la région latérale gauche du cou, où l'on divise l'aponévrose superficielle dans deux ou trois incisions, afin de débrider l'œdème profond supposé.

Aux vingt-cinq grandes incisions précédentes se joignent vingt-cinq ponctions faites en plongeant dans l'œdème la pointe de la lame cultellaire du thermo-cautère.

Les plaies sont lavées successivement avec la solution au sublimé et la solution au chlorure de zinc. Puis elles sont saupoudrées d'acide borique en poudre, et recouvertes d'un pansement antiseptique avec gaz et coton boriqués.

Quand le malade est réveillé, il accuse une diminution notable de la dyspnée ; le cou a considérablement diminué de volume, etc.

L'examen de la sérosité fait extemporanément, et l'examen de coupes de la pustule maligne fait ultérieurement, par M. le docteur Auguste Pollosson, qui a prêté son concours à l'opération, ont démontré la présence de la bactéridie caractéristique.

Le lendemain de l'opération, 6 novembre, on constate: plus de dyspnée, état général bon, issue d'une sérosité abondante, diminution considérable et *limitation* de l'œdème. T.-R., 38°7. — Le pansement est renouvelé ; on constate la présence d'une grande quantité de liquide dans les pièces du premier pansement.

A six heures du soir ; T.-R. 40°6 ; nouveau pansement.

7 novembre. — Etat local excellent ; état général satisfaisant, sauf la température qui est le matin, 39°8, et le soir 40°5 — Deux pansements — Sulfate de quinine, 60 centigrammes.

8 novembre. — La nuit a été bonne. Diminution de l'œdème. Suintement toujours abondant — Deux pansements — Sulfate de quinine, 90 centigrammes — Température : le matin, 39°5 ; le soir 39°8.

A partir du 10 novembre, 4me jour après l'intervention, la température est normale, le gonflement presque nul, et la suite du traitement consiste à panser antiseptiquement les plaies opératoires.

Le 14 décembre, le malade demande sa sortie. La cicatrisation est complète, sauf au niveau de l'excision de la pustule. Les rétractions cicatricielles gênent un peu les mouvements du cou, et il y a une légère tendance au torticolis avec flexion latérale gauche.

Le malade a été revu en janvier 1888. Pas d'ectropion, ni de paralysie faciale. L'inclinaison latérale gauche de la tête et du cou n'existe plus. Seulement, l'extension du cou est gênée par deux brides cicatricielles correspondant aux incisions médianes sous et sus-hyoïdiennes. Cette gêne va du reste en s'atténuant de jour en jour.

Remarques. — L'intérêt de cette observation réside dans les points suivants :

1° La marche rapide de l'œdème qui, en moins de dix-huit heures, a envahi le cou et la poitrine, et qui progressait à vue d'œil.

2° L'arrêt immédiat des accidents locaux à la suite de l'excision de la pustule, et surtout — croyons-nous — des grandes incisions. La somme de ces incisions représente au moins une longueur de 1 m. 25 à 1 m. 50, répartie presque exclusivement sur le côté gauche de la face et du cou, sans compter les vingt-cinq ponctions accessoires.

Ces incisions libéralement faites, permettant l'issue facile de la sérosité, nous paraissent la cause de la cessation immédiate d'accidents à évolution foudroyante et très certainement mortelle.

3° L'élévation de la température observée dans les premiers jours, pourrait être attribuée aux vastes plaies par brûlure résultant de l'intervention.

Revenons sur quelques points de cette observation. Ce qui frappe, c'est, avons-nous dit, la marche rapide de l'œdème qui, en quelques heures, s'étend de la face à la poitrine et rend l'asphyxie imminente. C'est, d'autre part, la cessation immédiate, instantanée, des accidents à la suite d'incisions pratiquées comme on l'aurait fait dans un phlegmon diffus. Avant l'intervention, le malade lui-même se sent menacé d'une mort prochaine; nous ne dirons pas quelques heures après, mais sur-le-champ, toute inquiétude cesse, le gonflement s'affaisse par l'évacuation du liquide de l'œdème, la respiration redevient libre, et l'on n'est plus en présence que de vastes plaies pratiquées avec le thermo-cautère.

C'est surtout la nécessité de parer aux accidents respiratoires, qui a conduit à cette intervention énergique et en apparence exagérée. Le résultat obtenu a démontré que les grandes incisions ont réussi non seulement à supprimer la dyspnée en débridant, mais encore à arrêter subitement la marche envahissante de l'œdème en évacuant les liquides septiques, qui n'ont plus présenté la moindre tendance à infiltrer les tissus ambiants. Nous ne saurions trop appeler l'attention sur ce résultat immédiat, qu'on ne saurait, à coup sûr, interpréter par une coïncidence. Un tel résultat est évidemment supérieur à ce que, dans toutes les observations, on voit réaliser par les autres procédés de traitement.

Nous avons cité ces trois observations de la pratique des grandes incisions appliquées à l'œdème charbonneux. Les thèses ou travaux que nous avons parcourus, relatifs aux affections charbonneuses, ne nous ont pas offert d'autres exemples de ce mode de traitement, dont des ouvrages très complets ne font pas même mention. Au contraire, ainsi que nous l'avons indiqué, quelques ouvrages de pathologie citent expressément la pratique des cautérisations étendues comme ayant été celle de plusieurs chirurgiens, et ayant fourni de bons résultats. Dans quelques observations, nous avons trouvé indiqué que le chirurgien avait fait dans l'œdème quelques incisions; mais ces incisions avaient été pratiquées de telle façon, nous voulons dire avec tant de timidité, qu'il n'y a pas lieu d'en tenir compte.

Si, à l'appui de notre thèse, nous voulions citer par contre toutes les observations où nous avons trouvé, se posant nettement, l'indication de recourir à ces incisions, sans qu'on l'ait remplie, nous aurions à citer une longue série de cas. Que de fois on reconnaît un état du malade identique à celui où se trouvait le sujet dont l'observation est rapportée par les auteurs du *Compendium*, et où une intervention aussi hardie que celle de Denonvillers aurait eu très probablement un aussi heureux résultat. Citer ces cas ne viendrait pas directement à l'appui des opinions émises dans ce travail, mais contribuerait seulement à en établir l'utilité. Qu'il nous suffise de rappeler l'attention sur un mode d'intervention trop souvent resté dans l'oubli.

Quant à des observations d'œdèmes malins à marche envahissante, traités dès les premières heures suivant les principes indiqués, nous le répétons, nous n'en avons pas trouvé d'exemple, et, pour des faits de cette nature, l'indication posée par l'observation de M Pollosson mérite toute l'attention des chirurgiens, puisqu'il s'agit d'un point de vue nouveau, et, à certains égards, d'un *modus faciendi* également nouveau.

Cherchons maintenant à exposer les raisons qui sont en en faveur de l'excision de la pustule et des grandes incisions. Assurément elles ne sauraient être jugées au même point de vue que dans les premières années de ce siècle. A cette époque, il fallait tenir grand compte de la douleur et des dangers inhérents à toute solution de continuité. Aujourd'hui, après la découverte de l'anesthésie et des méthodes antiseptiques, les conditions du problème sont changées. L'invention du thermo-cautère est encore venue simplifier l'opération en supprimant l'hémorrhagie. Quant à la perte de substance qui résulte de l'extirpation de la petite tumeur charbonneuse, il n'y a pas lieu d'en tenir compte s'il s'agit du tronc ou des membres. A la face, elle n'expose guère à une difformité plus grande que celle qu'une lésion locale à évolution gangréneuse abandonnée à elle-même peut amener.

L'excision faite avec un instrument cautérisant semble devoir mettre à l'abri de l'inoculation par la plaie opératoire. D'autre part, il est logique d'admettre que rien ne supprimera mieux le foyer local d'infection, que son ablation totale et complète.

On peut, à certains égards, comparer la pustule maligne au furoncle et à l'anthrax qui guérissent sans intervention chirurgicale, par les seuls efforts de la nature, ou, ce qui s'en rapproche beaucoup, après de simples applications ou pulvérisations antiseptiques. L'excision de la tumeur constituée par le furoncle ou l'anthrax, serait certes ce qui préviendrait le mieux les complications locales ou générales de ces affections. On a conseillé ces interventions radicales, mais on ne les met pas en pratique, parce que ces dangers d'infection locale ou générale sont médiocres, et que les simples applications antiseptiques ou les incisions suffisent. Il n'en est plus de même dans une affection aussi grave que la maladie charbonneuse, où on a le droit de tenter davantage pour prévenir l'intoxication de l'économie, et où les dangers et les inconvénients de l'extirpation ne sauraient être comparés aux dangers probables de l'empoisonnement de l'organisme. En résumé, l'extirpation de la pustule maligne, même simple, est théoriquement une bonne pratique, et les observations cliniques des extirpations faites dans ces dernières années indiquent qu'elle donne de bons résultats.

Quant à l'incision, simple, cruciale ou rayonnée, nul doute qu'elle puisse réussir dans nombre de cas, mais on ne saurait lui accorder la même valeur qu'à l'excision. On sait, en effet, que dans les inflammations anthracoïdes ou panniculaires (et la pustule maligne est du nombre), l'incision simple ne donne pas un résultat aussi complet que dans les inflammations du tissu cellulaire lâche. Les incisions dans les anthrax et les furoncles donnent de bons résultats, mais des résultats inférieurs à ceux qu'elles fournissent dans les abcès chauds du tissu cellulaire et dans le phlegmon diffus. Nous croyons donc que dans la pustule maligne, *l'excision* au thermo-cautère devra être préférée aux *incisions* au thermo-cautère ; à la rigueur, l'incision pourrait suffire, l'excision vaut mieux.

Abordons maintenant la question des œdèmes charbonneux. Cliniquement, ces œdèmes sont de deux variétés. Tantôt il s'agit d'un œdème périphérique, parfois fort étendu, qui s'efface sans intervention, quand la pustule, traitée ou non, guérit. Tantôt il s'agit d'un œdème malin, à tendances envahissantes et gangréneuses. Cet œdème malin peut, du reste, exister avec ou sans pustule. Nous ne croyons pas qu'il y ait une différence clinique à établir entre l'œdème malin proprement dit des auteurs, qui existe sans pustule, et certains œdèmes malins péripustulaires. Malheureusement, au point de vue du traitement, il est difficile parfois de dire, en présence d'un œdème péripustulaire, s'il rentre dans la classe des œdèmes qui guériron en même temps que la pustule, sans traitement à eux adressé, ou dans la classe des œdèmes qui progresseront et deviendront gangréneux. C'est là, croyons-nous, le point délicat de l'appréciation des grandes incisions ; nous comprenons, en effet, qu'on recule devant leur application à des œdèmes qui guériraient sans intervention. Nous ne nous faisons pas fort de donner avec précision les éléments du diagnostic différentiel. Il faut tenir compte de la rapidité de la marche, au début ; à une période plus avancée, de l'apparition de plaques gangréneuses, et de certaines considérations telles que l'état d'asphyxie. En cas de doute, on s'exposerait plutôt à faire des incisions inutiles, qu'à s'abstenir d'une intervention énergique qui peut assurer la guérison et sauver la vie du malade.

Demandons-nous maintenant comment agissent ces grandes incisions. Comme elles ont été habituellement pratiquées avec le cautère actuel, les auteurs ont invoqué surtout l'action modificatrice de la chaleur. Nous croyons que dans ces cas la chaleur n'a pas agi seule, mais que l'incision elle-même a contribué beaucoup à la cure. Nous estimons, en nous fondant sur l'observation de M. Pollosson, que l'acte de la cautérisation n'est pas nécessaire (on sait, en effet, combien rayonne peu le thermo-cautère) et que l'incision suffit. Si nous la faisons au thermo-cautère, ce n'est pas pour cautériser, c'est pour éviter l'hémorrhagie.

Si nous nous trompons dans cette appréciation des incisions au fer rouge, c'est une nouvelle méthode que nous préconisons ici, celle des incisions purement évacuatrices. En effet, le mode d'action des grandes incisions nous paraît d'ordre mécanique. Elles permettent l'issue de ces *bouillons de culture* constitués par les liquides de l'œdème. Quand ces liquides septiques auront une porte ouverte à l'extérieur, ils ne tendront plus à s'infiltrer dans les parties voisines. D'une façon générale, le moyen le plus pratique que nous connaissions de nous débarrasser d'un liquide septique, collecté ou infiltré dans nos tissus, est encore de l'évacuer. Combien d'actes chirurgicaux, que nous ne pouvons énumérer ici, le démontrent d'une façon complète. Les injections interstitielles, intra-cavitaires et antiseptiques sont peut-être la chirurgie de l'avenir ; elles ne sauraient en l'état actuel répondre à toutes les indications.

Que les grandes incisions dans un œdème puissent réaliser les conditions mécaniques de l'évacuation, cela est incontestable. Que l'on se rappelle ce qui se passe dans les infiltrations urineuses, qu'on se rappelle ces scrotum, gros comme une tête, qui reviennent après l'incision, sous vos yeux, au volume d'un poing; ces infiltrations du pubis à l'aisselle, cédant rapidement à quelques incisions étendues. La clinique est, du reste, venue démontrer, et la réalité de ces considérations théoriques, et la valeur des résultats.

Insistons encore sur cette considération : les grandes incisions permettent de mettre les divers points du foyer bactéridien en contact avec des solutions et des poudres antiseptiques. Enfin, rappelons l'indication mécanique qu'elles remplissent, lorsque l'œdème provoque par compression la dyspnée ou l'asphyxie.

Il est absolument superflu d'apprécier la valeur des grandes incisions aux périodes phlegmoneuses des œdèmes malins.

Nous ne croyons pas qu'on puisse objecter les dangers de l'acte opératoire lui-même. Rappelons ce qui se passe dans les grandes incisions faites pour infiltration urineuse : on ne saurait les considérer comme graves en elles-mêmes. Elles sont du reste toujours moins étendues en réalité qu'en apparence ; il est remarquable de voir combien elles diminuent de longueur et de profondeur après l'évacuation de l'œdème. L'objection la plus sérieuse qu'on puisse leur faire, est la formation de cicatrices, objection peu sérieuse s'il s'agit des membres, très fondée s'il s'agit du cou, et surtout de la face. Cet inconvénient incontestable ne saurait entrer en balance avec la conservation de l'existence. Du reste, cette objection, fondée pour les cas où l'œdème a disparu par résolution, sous l'influence d'autres traitements, ne l'est plus pour les cas assez fréquents où il s'est développé consécutivement du phlegmon ou de la gangrène. En pareil cas, il se produit des difformités infiniment plus graves que les cicatrices des incisions.

On est peu exposé à blesser des organes de quelque importance, les œdèmes malins ayant leur siège habituel dans le tissu cellulaire sous-cutané. Dans l'observation de M. Pollosson, où de nombreuses incisions ont été faites à la face, on n'a pas observé de symptômes de paralysie faciale, même partielle.

CHAPITRE IV

Appréciation des divers procédés de traitement. Indications.

Rien n'est difficile comme d'apprécier la valeur des divers procédés de traitement des affections charbonneuses locales. La raison en est que ces lésions guérissent fréquemment par les seuls efforts de la nature, et que les pathologistes ne savent pas nous indiquer les signes auxquels on pourrait reconnaître les cas qui guériront spontanément de ceux qui se compliquent d'accidents graves et se terminent par la mort, s'ils sont abandonnés à eux-mêmes. Planteau (1) a écrit une thèse intéressante sur la guérison spontanée de la pustule maligne ; il a rapporté à l'appui un certain nombre de cas où aucun traitement n'a été institué, et il en rapproche, avec raison, les observations très nombreuses où des médications insignifiantes ont été suivies des plus brillants succès. Nous rappellerons avec lui les remarquables résultats obtenus par Raphaël, de Provins, qui, dans son traité pratique de la pustule maligne paru

(1) Planteau. *De la guérison spontanée de la pustule maligne*, Th. de Paris, 1883.

en 1872, donne 73 cas de guérison (sur 77) obtenue au moyen d'applications de feuilles de noyer. Le nombre est considérable des observations suivies de guérison signalées par des médecins qui s'appuient sur elles pour préconiser des modes de traitement qui équivalent à une abstention complète.

Aussi, M. Maurice Pollosson a-t-il pu dire avec raison au dernier Congrès de chirurgie : « Si l'on voulait s'en tenir à la doctrine de la moindre intervention ayant donné des résultats satisfaisants, il faudrait se croiser les bras devant la plupart des cas de pustule maligne. » Le jour viendra-t-il où nous saurons établir le pronostic exact, et où nous aurons le devoir de nous abstenir dans nombre de cas ? Il faut l'espérer, mais, en attendant, nous nous rallions aux conclusions émises par Planteau dans sa thèse où sont exposées cependant des données qui paraîtraient en faveur de l'abstention. « Nous n'avons pas voulu, dit-il, « montrer qu'il serait convenable de laisser la pustule mali- « gne se développer sans intervention du médecin, sous pré- « texte qu'elle est susceptible de guérir spontanément ; ce « serait, je crois, une règle des plus dangereuses, car si les « accidents peuvent s'arrêter d'eux-mêmes, ils peuvent aussi « marcher, à notre insu, avec une rapidité redoutable. Il « faut donc toujours intervenir de suite, mais alors d'une « façon rationnelle. »

Quelle est cette *façon rationnelle* ? Rappelons que les moyens rationnels employés sont :

A. — *Pour la pustule* : 1° les cautérisations avec les caustiques potentiels ou le fer rouge ; 2° les injections antiseptiques interstitielles ; 3° l'excision.

B. — *Pour les œdèmes malins avec ou sans pustule* : 1° les injections antiseptiques interstitielles; 2° les grandes cautérisations ; 3° les grandes incisions.

En ce qui concerne la pustule, nous croyons qu'il faut renoncer au procédé qui consiste à détruire le foyer charbonneux par les caustiques potentiels ou le fer rouge. On peut reprocher aux caustiques potentiels, la lenteur de leur action, la nécessité fréquente de réitérer leur application, l'incertitude où l'on est d'avoir supprimé ou modifié tout le foyer infectieux, en un mot, leur insuffisance. Il suffit de dépouiller les observations pour s'assurer que cette insuffisance n'est pas seulement théorique.

Le fer rouge est passible des mêmes objections, si on ne l'emploie pas de façon à détruire toute la tumeur. Si, au contraire, on agit assez énergiquement pour cautériser tout le foyer charbonneux, pourquoi ne pas pratiquer de préférence l'excision avec le fer rouge ou le thermo-cautère ?

Les injections interstitielles d'iode ont été plus haut discutées assez longuement. Rappelons qu'elles ont une base expérimentale solide, et que les résultats cliniques ont été excellents. Il semble démontré que l'injection interstitielle peut être poussée de façon à former une barrière microbicide entre le foyer infectieux et le reste de l'organisme. Ces injections présentent l'incontestable avantage de constituer un mode de traitement, simple d'exécution, ne nécessitant pas l'anesthésie, et de ne pas entraîner par elles-mêmes de cicatrices.

Quant à l'excision de la pustule elle-même, rejetée par ceux qui l'avaient pratiquée avec le bistouri et avant l'anesthésie, elle est reprise aujourd'hui. Nous avons vu que

M. Verneuil, partisan des injections iodées dans l'œdème péripustulaire, conseille l'excision de la pustule au thermo-cautère. M. Pollosson l'a pratiquée avec avantage dans le cas rapporté plus haut. Aucun des inconvénients qui lui ont été reprochés autrefois n'existe aujourd'hui, et c'est certainement le moyen le plus simple et le plus pratique de supprimer le foyer local d'infection. C'est celui qui, théoriquement au moins, mérite le plus de confiance. On ne peut lui reprocher qu'une perte de substance des tissus, supérieure, seulement dans quelques cas, à celle qui résulte de l'évolution gangréneuse de la pustule.

Nous rapprocherons de l'excision au thermo-cautère de larges incisions faites avec le même instrument ou avec le fer rouge, pratiquées comme dans le traitement de l'anthrax, qui pourraient être substituées à l'excision dans certaines régions et dans le cas de pustule étendue. Il ne faudrait pas confondre ce *modus faciendi* avec le procédé ordinairement employé de cautérisation au fer rouge qui consiste à créer une eschare, à détruire par le feu une étendue plus ou moins considérable de tissus, et qui se rapproche davantage de la cautérisation potentielle.

En résumé, les deux moyens qui nous paraissent les plus rationnels pour se prémunir contre une infection partie du foyer local, sont d'une part, les injections interstitielles d'iode, de l'autre, l'excision de la pustule au thermo-cautère. La deuxième méthode pourra être employée d'emblée ; on pensera toujours à y avoir recours si les injections interstitielles, méthodiquement faites, ne paraissent pas enrayer la marche de l'affection.

Passons maintenant au traitement des œdèmes charbonneux. Nous nous sommes expliqués plus haut sur les variétés cliniques de ces œdèmes, sur les incertitudes du pronostic et des indications du traitement chirurgical dans certains cas. Nous supposerons ici que l'intervention est indiquée. Voyons quelle elle doit-être ?

Nous aurions peu de confiance, en présence d'un œdème à marche rapide et envahissante, dans les injections iodées. Quand on songe à l'étendue de ces œdèmes, on s'explique mal la possibilité de les entourer d'une ceinture de teinture d'iode ; d'autre part, l'extension ne se fait pas seulement par la périphérie, mais encore par la profondeur, ainsi que le démontre l'infection ganglionnaire à tort contestée. Une véritable nappe de solution antiseptique serait nécessaire pour s'opposer à cette infection de la périphérie à la profondeur.

Nous n'oserions donc nous fier aux injections antiseptiques pour les œdèmes graves, et nous conseillons leur emploi seulement dans les œdèmes appartenant à l'autre variété clinique. Dans cette dernière variété, de simples ponctions au thermo-cautère constituent une pratique rationnelle.

Nous pouvons leur opposer les grandes incisions exécutées, soit suivant le principe indiqué antérieurement à notre travail, celui des cautérisations, soit suivant la méthode proposée par M. Maurice Pollosson, celle des incisions pratiquées dans le but de débrider et surtout d'évacuer. Nous croyons, avons-nous dit, que les incisions, faites dans le but de cautériser, ont agi surtout en évacuant : aussi nous n'avons pas cru devoir séparer les deux procédés, lorsque nous avons étudié les diverses méthodes d'intervention, puisque, pour nous, le mode d'action est le même dans les deux cas.

Quand on songe que ces œdèmes sont constitués par des liquides virulents, renfermant la bactéridie charbonneuse, on comprend mal les effets de la cautérisation. Si rapprochées que soient les incisions, il semble difficile que l'action de la chaleur s'exerce à une assez grande distance dans les parties intermédiaires, pour détruire la bactéridie. Du reste, l'observation rapportée par nous, démontre que les incisions suffisent, sans qu'il s'y joigne l'effet de la chaleur, et que leur action est puissante et immédiate. Les bouillons de culture s'écoulent dès l'intervention, et, à partir de ce moment, ont plus de tendance à suivre la voie qui leur est ouverte à l'extérieur qu'à gagner la périphérie et la profondeur. Nous nous rallions donc à la pratique des grandes incisions, faites au thermo-cautère dans le seul but d'éviter l'hémorrhagie.

CONCLUSIONS

Le traitement local des affections charbonneuses chez l'homme nous paraît devoir être dirigé d'après les principes suivants :

Il faut renoncer à la pratique longtemps usitée des cautères potentiels associés ou non aux scarifications ; elle est théoriquement insuffisante, et l'observation indique qu'on ne peut compter sur elle.

On doit avoir recours à d'autres moyens qui sont les injections antiseptiques d'une part ; de l'autre, l'excision de la pustule et des incisions et ponctions périphériques exécutées avec le thermo-cautère.

En l'absence de symptômes généraux graves, en l'absence de lésions locales à marche rapide ou à évolution gangréneuse, on pourra employer, soit les injections interstitielles d'iode, soit l'excision de la pustule au thermo-cautère avec ponctions dans l'œdème périphérique.

Dans les conditions inverses, il sera plus sûr de recourir d'emblée aux moyens locaux les plus énergiques, excision de la pustule et grandes incisions dans l'œdème. On traitera l'œdème charbonneux malin suivant les principes appliqués au phlegmon diffus.

La difficulté est de distinguer en clinique certains œdèmes très étendus qui disparaissent sans grande intervention, des œdèmes à marche envahissante et à évolution gangréneuse. En cas de doute, il faudra se conformer au précepte : « Il faut faire plutôt trop que « pas assez, quand il s'agit d'une maladie aussi grave « que la vraie pustule charbonneuse. »

Les grandes incisions seront exécutées avec le thermo-cautère ; leur action étant surtout d'ordre mécanique, il nous paraît inutile de leur préférer les cautérisations énergiques qu'on obtient par le fer rouge ordinaire.

Lyon. — Imp. Gallet, rue Poullaillerie, 2.

www.ingramcontent.com/pod-product-compliance
Ingram Content Group UK Ltd.
Pitfield, Milton Keynes, MK11 3LW, UK
UKHW021028180726
13838UKWH00004B/1666

9 782329 438054